I0075316

COUP-D'ŒIL

SUR

L'ÉPIDÉMIE

DE

Petite Vérole

ET DE

VARIOLOÏDE,

QUI S'EST MANIFESTÉE A MARSEILLE DEPUIS FIN MARS 1828 JUSQU'EN SEPTEMBRE MÊME ANNÉE, ET QUELQUES RÉFLEXIONS SUR LA VACCINE ;

Par A. Gilly,

PHARMACIEN A MARSEILLE, MEMBRE TITULAIRE DE LA SOCIÉTÉ ACADÉMIQUE DE MÉDECINE DE MARSEILLE.

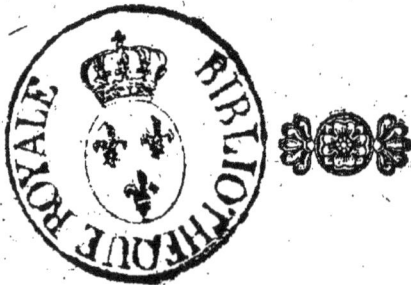

BIBLIOTHEQUE ROYALE

Marseille.

IMPRIMERIE DE COMMERCE D'H. TÉRRASSON,

RUE VACON, N° 53, EN FACE DE LA PLACE ROYALE.

1828.

AUX
HONORABLES MEMBRES
DE LA SOCIÉTÉ ACADÉMIQUE DE MÉDECINE
DE MARSEILLE.

MESSIEURS ET CHERS COLLÈGUES,

Des vues de bien public m'ont suggéré quelques idées sur la maladie qui a fait son invasion dans notre ville, vers le mois de mars dernier, et dont les ravages ont également épouvanté la Cité, la France et les contrées limitrophes ; je viens vous les soumettre, ces vues, Messieurs, avec prière d'accueillir ce faible essai en faveur du motif qui l'a dicté : puisse-t-il remplir le but que je me suis proposé ! Puisse-t-il, ce tribut que je vous dois, vous être agréable, en obtenant votre indulgence ! Le plan en a été pris dans vos exemples et dans mon cœur ; les fautes seules m'appartiennent.

Je suis, Messieurs et chers Collègues, etc.

AVANT-PROPOS.

Ce coup-d'œil rapide sur la maladie régnante, loin de la prétention de vouloir rivaliser les mémoires, sur le même sujet, des honorables rapporteurs des Sociétés de médecine de Marseille, n'a été inspiré que par cette vérité de fait que, du concours et des efforts mutuels, naît *toujours* le plus grand bien.

Celui qui écrit s'expose à la critique; je me résignerai à ses traits, si je suis assez heureux pour qu'on m'en flatte, puisque les mauvais ouvrages inspirent plutôt la pitié qu'une réfutation. Toutefois, en respectant mes sentimens d'humanité, je devrais attendre bien de la douceur, si mes *prétentions* étaient une fois connues comme écrivain.

Publier les avantages de la vaccine; réfuter les doutes sur cette heureuse découverte; répondre aux *on dit* populaires; donner la solution des raisons politiques et religieuses qui nous engagent à nous conformer à ce que l'expérience a reconnu être le vrai préservatif de la petite vérole, de cette maladie si meurtière et aussi dévastatrice que la peste dont elle est sœur jumelle, sortie du même berceau, est un élan de tout philantrope, de tout homme surtout qui, par son état et par amour exerce une des branches de l'art de guérir.

Les médecins qui dirigent leurs vues vers l'objet de la prophilaxie, ou moyen qui tend à prévenir les causes générales des maladies endémiques, épidémiques ou sporadiques, ou du moins à resserrer dans les limites les plus étroites les foyers d'infections; les médecins qui indiquent aux autorités les voies sanitaires à prendre pour obvier aux inconvéniens-majeurs qui résulteraient en laissant exister, propager les causes prédisposantes et formelles de ces maladies contagieuses ; ces hommes qui tracent aux individus les règles hygiéniques qu'ils doivent suivre pour la conservation de leur santé, qui calment leur état moral, ce point de la plus haute importance, qui, au milieu de la douleur et de l'accablement, dans les affections contagieuses, savent se montrer dignes de l'estime que leur ont acquise leurs fonctions distinguées ; ces hommes, disons-nous, ne sont pas les moins importans ni les moins utiles, de même que les magistrats supérieurs qui, semblables à notre Préfet (*), dans leurs tendres sollicitudes paternelles, s'entourent sans cesse, dans ces graves circonstances, des hommes de l'art, afin de pouvoir signaler les dangers, et les prévenir aussi promptement que possible.

(*) M. le comte de Villeneuve, idole de tous ses administrés et l'homme de vénération de tous ceux qui, comme moi, ont l'honneur de connaître ses hautes qualités et les ineffables bontés de son cœur ainsi que M. Rabaud, premier adjoint, exerçant les fonctions de maire par intérim.

COUP-D'OEIL

SUR

L'ÉPIDÉMIE

DE PETITE VÉROLE

ET DE

VARIOLOÏDE.

De même que les grands événemens tiennent souvent à de petites causes, l'invasion de la petite vérole a donné lieu à une terreur panique générale. Il s'est répandu, premièrement dans la ville, ensuite dans toute la France et chez l'étranger, qu'une épidémie pestilentielle régnait à Marseille. Ces effrayans météores paraissent tout-à-coup, Marseille a vu celui de la petite vérole au mois de mars.

Les autorités et les médecins se sont empressés de détruire ces bruits sans fondement et qui ont éloigné de nos murs une foule d'étrangers. Mille lettres arrivées à Marseille de divers points, demandent si en effet le cordon sanitaire est mis (*) ?

Puisse ma faible voix concourir à détruire les bruits alarmans de cette maladie, laquelle, dans le premier

(*) Des lettres de Gênes annoncent que les autorités ont assujetti les bâtimens venant de Marseille à une *quarantaine de dix jours*, et celles de Livourne, à une *longue quarantaine*.

moment, on avait qualifiée de typhus, de maladie con-
tagieuse, pestilentielle; l'exagération, si naturelle, a
suffi pour saisir de frayeur beaucoup d'individus qui
se sont éloignés et ont envoyé leurs enfans chez leurs
nourrices; les maisons d'éducation furent désertes,
et les étrangers suspendirent leur arrivée dans nos
murs! La maladie qui moissonna tant d'enfans n'est
autre chose que la petite vérole dans toute sa violence
de malignité, ou avec pétéchies, dont les causes essen-
tielles sont l'époque périodique, l'approche des fortes
chaleurs dans la température.

Viennent ensuite les miasmes délétères qu'exhalent
les diverses fabriques et ateliers situés dans les vieux
quartiers, siége primitif du fléau que nous signalons,
où les habitans sont entassés dans d'étroites maisons
qui reçoivent l'air atmosphérique par des ouvertures
pratiquées sur des rues resserrées et malpropres.

Les divers caractères sous lesquels la maladie s'est
présentée, sont la vérolette, la vérole volante, la petite
vérole discrète simple, la petite vérole discrète ma-
ligne et la varioloïde qui n'est, selon mon opinion,
qu'une maladie secondaire aux petites véroles bénignes
précitées et dénommées lymphatiques, séreuses, vo-
lantes, que les Anglais connaissent sous le nom de
Chikempox, les Italiens de *Raviaglioni*, les Allemands
de *Schahz-Blaltem*; mais tous donnent d'autres noms
à la vraie petite vérole (*).

(¹) On pourrait dire que la maladie éruptive dénommée varioloïde, survenue de concert avec la petite vérole, présente un
caractère intermédiaire entre la vérolette et la variole, ou petite
vérole. Elle a attaqué indifféremment les vaccinés et les non-
vaccinés; mais son caractère bénin n'a été exaspéré que très-

La petite vérole est apparue aux mois de février, mars et avril, a continué ses ravages en mai, juin, juillet, août, et septembre; elle s'est répandue en premier lieu dans les vieux quartiers; elle a établi son premier foyer aux environs de la Charité, a remonté vers les Carmes, et est descendue vers les Prêcheurs; s'est étendue vers le quartier Saint-Jean; peu dans les quartiers neufs de la basse ville, qui doivent cet avantage, sans doute, à ce qu'elle a trouvé moins d'aliment pour exercer son action, où il y a peu d'enfans non-vaccinés, les rues plus propres, l'air moins infecté, les maisons plus vastes, où les familles sont moins entassées; une nourriture plus saine; les individus plus propres de linge; toutes ces causes entrent dans l'ordre des choses pour écarter toute épidémie.

Si la petite vérole a frappé de mort la majeure partie des enfans et des adültes non-vaccinés, la varioloïde compte très-peu de victimes. Le peuple, qui avait perdu de vue la vérolette, l'a confondue et l'a appelée indifféremment la petite vérole; mais les médecins expérimentés ont remarqué, chez les individus attaqués de la varioloïde, une légère fièvre suivie d'une éruption bénigne, dont les pustules claires, transparentes, remplies de sérosité, s'affaissent et se sèchent le sixième jour de la maladie, qui se termine ainsi sans danger.

Tandis que la maladie affreuse et cruelle de la petite vérole, qui s'est identifiée à notre sang, dont nous por-

rarement: tandis que la variole, qui a enlevé nombre d'individus, s'est présentée sous des caractères hideux, et a traîné des suites fâcheuses, lorsque dans la varioloïde, tout était fini sans danger au dixième jour.

tons le germe (*), détruisait avant l'heureuse découverte de la vaccine, un quart de la population du genre
humain; presque tous payaient le tribut de cette fatale
maladie; je dis presque tous (**), la Providence nous

(*) Les médecins sont partagés sur la réalité de ce germe : moi,
je n'entends par ce mot qu'une disposition qui rend la plupart des
hommes, et peut-être tous les hommes, susceptibles de la petite
vérole. L'invasion eut lieu au sixième siècle ; elle fut apportée
par les Arabes. Cette maladie présente des caractères singuliers
et remarquables : lors de l'inoculation, des individus inoculés
ne furent pas susceptibles à son action ; on l'a remarquée quel-
quefois sur les individus vaccinés ; l'éruption varioleuse se présente chez quelques-uns sous quelques pustules ; chez d'autres,
ils en sont couverts ; la petite vérole laisse, chez la plupart, des
traces affreuses, et chez d'autres, pas la plus légère empreinte :
comme aussi une légère fièvre sans éruption. Le grand Boheraave
disait qu'il y avait des petites véroles sans éruption extérieure,
Morbus variolosus sine variolis.

(**) Mon fils, actuellement âgé de trente-sept ans, à l'âge de
trois ans, fut inoculé, premièrement par mon beau-père, chirur-
gien expérimenté ; rien ne parut : seconde inoculation opérée
par moi-même ; troisième inoculation par un médecin du lieu,
sans plus de succès. La petite vérole était alors dans le pays. L'enfant étant préparé, nous le conduisimes à la visite de nos malades varioleux, pour lui faire prendre la contagion, sans que
cette épreuve produisit le plus léger effet, puisque jusqu'à ce
jour il a été exempt de cette affection.

Ma sœur, morte à l'âge de 60 ans, n'a jamais eu la petite vérole ; elle a eu cependant six enfans qu'elle a soignés de cette
maladie.

Épreuve en faveur de la vaccine : ma fille fut à l'âge de 8 ans
vaccinée ; peu après Mlle. R....., actuellement Mme. S...., fut
attaquée de la petite vérole ; du premier jour de l'invasion de la

en a fait connaître le préservatif sûr, avoué par la raison, confirmé par l'expérience, permis par les lois, autorisé par la Religion; les fruits de ces bienfaits sont de conserver et de multiplier l'espèce humaine.

Les signes caractéristiques de la petite vérole sont les suivans : douleur de tête, vomissement, abattement général, peau sèche, des points rouges apparaissent, les pustules s'arrondissent, se gonflent, la supuration s'établit au huitième jour, va jusqu'au quinzième, la maladie suit sa marche avec plus ou moins de force et de malignité par des pétéchies : sans ce concours elle se termine en bien, ou le malade succombe lorsque cet état de choses se manifeste; on pourrait la nommer petite vérole ataxique ; c'est la maladie régnante qui enlève tous ceux qui en sont attaqués.

Du règne de cette maladie, de six malades on comptait une victime. Il est prouvé que dans le tems elle moissonnait, année commune, la quatorzième partie du genre humain.

C'est dans cette circonstance d'épidémie de variole et de varioloïde, que la vaccine voit son triomphe, par l'énorme majorité des individus vaccinés, préservés de la petite-vérole, et du très-petit nombre attaqués seulement de la varioloïde.

maladie jusqu'à sa fin, ma fille fut en contact avec la malade, à coucher auprès d'elle, même lit, buvant le même breuvage, mangeant le même biscuit, sans ressentir la plus légère atteinte. Dans cette circonstance critique, j'ai fait une autre épreuve téméraire : je voyais une malade attaquée de la petite vérole avec pétéchie, conjointement avec M. Izoard, médecin; j'y conduisis ma fille, qui la toucha et resta plus de demi-heure auprès de son lit;

Lorsque l'usage de l'inoculation se pratiquait, on avait reconnu que cette opération rendait la petite vérole naturelle moins meurtrière; cette méthode, sortie de Circassie, transportée en Europe, y fut généralement adoptée.

Le préservatif de la petite vérole, connu sous le nom de *vaccine*, a été découvert en Ecosse, duché de Glowester, par Jenner. Cette découverte pratiquée d'abord en Angleterre, la France l'adopta; et toute l'Europe, ainsi que l'Afrique, l'Asie et l'Amérique, jouissent de ses heureux résultats.

Tout le monde connaît l'opération de la vaccine; elle consiste dans quelques piqûres faites par une lancette chargée de virus vaccin : ces piqûres se font dans la partie externe et moyenne au-dessus du tendon du muscle deltoïde; on peut néanmoins vacciner dans toutes les autres parties du corps.

On doit connaître plus que jamais les avantages de la vaccine, comme préservatif de la petite vérole, lorsque la vaccine a rempli son plein et entier effet. (*)

la malade succomba deux jours après, sans que ma fille, âgée de 24 ans, en ait ressenti la plus légère indisposition.

(*) J'ai supposé (statistiquement parlant) 12,500 individus non-vaccinés dans Marseille ; les autorités par des mesures sagement ordonnées, ayant établis nombre de bureaux de vaccination à la portée de tous, ainsi que ceux vaccinés par Messieurs les Médecins. Approximativement 4,000 ont été vaccinés au tems de l'irruption épidémique de variole. D'après cette supposition, reste 8,500 enfans exposés à être atteints de la petite vérole. Sur ces 8,500, j'extrais 2,000 échappés à la maladie ; reste donc 6,500 atteints de variole ; sur lequel nombre 1523 ont payé le tribut fatal, ce qui

Je signalerai un fait en faveur de la vaccine : nos jeunes Médecins tous vaccinés dans cette circonstance ont visité grand nombre de varioleux sans qu'un seul ait été atteint de la maladie.

Si quelques individus ont eu la petite vérole, quoique vaccinés, avaient-ils eu la vraie vaccine ? N'avait-elle pas échappé à l'œil vigilant du Médecin, ou à l'inexpérience des parents ? Beaucoup de Médecins ont travaillé sur ce préservatif, et lui ont donné la juste célébrité qu'il mérite. Si l'on peut avoir deux fois la petite vérole naturelle, il n'y a donc rien d'extraodinaire qu'un vacciné ait eu la petite vérole.

Cette découverte a eu, comme l'antimoine, le quinquina, ses détracteurs ; et elle vient de recevoir un terrible choc dans l'esprit de beaucoup de personnes ; mais les incrédules prouvent-ils que les individus vaccinés, attaqués actuellement de la petite vérole, ont eu la vraie vaccine ? lors même de la méthode de l'inoculation n'avait-on pas des exemples que des enfans inoculés avaient eu la petite vérole naturelle, soit que dans l'opération de l'inoculation le pus se fût échappé, soit que le sujet ne fût pas disposé, ou toute autre cause ? Il n'est pas sans exemple que la petite vérole naturelle se soit manifestée deux fois sur le même sujet (*).

Les matériaux me manquent pour présenter un ta-

fait le quart ; au tems que la petite vérole est bénigne, le nombre des morts est d'un sur sept.

(*) Il me suffit de citer un fait pour venir à l'appui de ce que j'avance, d'une récidive de petite vérole : M. Bouffier, dit *des*

bleau des individus non-vaccinés, attaqués de la petite vérole, et qui y ont succombé, ainsi que ceux vaccinés attaqués de la varioloïde, et qui en sont morts ; le nombre de ces derniers serait toutefois bien petit.

Depuis l'heureuse découverte de la vaccine, tout le monde convient que la population a considérablement augmenté en Europe dans l'espace de trente ans ; malgré que dans ce laps de temps, une guerre meurtrière a couché dans la poussière du tombeau plusieurs millions d'individus. Ce fait seul confirme que la vaccine est le préservatif de la petite vérole, qui jadis enlevait la quatorzième partie du genre humain, tandis qu'à peine compte-t-on une victime sur mille vaccinés, si toutefois cette opération n'est pas précédée ou suivie d'autres maladies qui l'aggravent. Si tous les hommes, ou presque tous, doivent tôt ou tard avoir la petite vérole, il faut nécessairement choisir : l'un, d'attendre la petite vérole naturelle accompagnée de tous ses risques ; l'autre, de la prévenir en se faisant vacciner.

Je demande qui est celui qui, menacé d'une attaque d'apoplexie dans un temps déterminé, ou indéterminé, ne prît les mesures de la prévenir ?

Supposé un père, qui ait huit enfans ; qu'il laisse agir la nature, il doit s'attendre à les voir tôt ou tard attaqués de la petite vérole, et d'en perdre deux ou trois ; en les faisant vacciner, il les sauverait tous.

Le père, tuteur de son fils, est obligé de peser les

Amandes, rue du Baignoir, vis-à-vis les Bains, a eu la petite vérole dans sa jeunesse, ayant des marques non-équivoques, et l'a reprise étant soldat, en garnison à Versailles.

inconvéniens et les avantages, de juger le plus grand
degré de probabilité; l'évidence lui crierait:Fais vacciner
ton fils; de deux dangers choisis le moindre, lorsqu'il
est un mort sur mille individus vaccinés (*).

Les fatalistes vous diront : C'est usurper les droits
de la Divinité, que de donner une maladie à celui qui
ne l'a pas. On peut leur répondre que celui que l'on
a vacciné était prédestiné à être vacciné; on a donc
rempli les décrets de la Providence; cet argument
tombe, puisque la Providence ne nous dispense pas de

(*) Il est donc démontré, dans toute la rigueur de ce terme,
que quiconque ne vaccine pas son enfant, sous prétexte de ne
pas hasarder sa vie, risque tout au moins mille fois plus qu'en le
faisant vacciner.

Nous venons d'en voir l'heureuse épreuve; il est évident que
le risque est très-léger en comparaison de celui auquel on s'expose dans l'expectative de la petite vérole universelle, par celui
que l'on court en la prévenant par la vaccination. La raison con-
seille, et la tendresse paternelle exige qu'il diminue, autant qu'il
est en son pouvoir, un risque qu'on ne peut anéantir.

Quand on n'obtiendrait, en vaccinant, qu'une diminution
d'un enfant sur cinq, quel reproche un père n'aurait-il pas à se
faire s'il venait à perdre son enfant par la petite vérole naturelle,
en se rappelant qu'il aurait pu sauver ses jours, et qu'il ne l'a
pas fait ! Combien d'individus sont-ils à présent repentans de leur
obstination ! Évitez donc à l'avenir à vous faire le même reproche,
vous qui persistez à ne pas vous faire vacciner, puisque de mou-
rir de la petite vérole devient pour vous inévitable; ce danger se
répand sur tout le cours de la vie et croît à chaque instant.

Que fait-on en pratiquant la vaccine ? on change les conditions
du danger, d'un sur mille.

Tous les siècles à venir envieront au nôtre cette découverte ;
La nature nous décimait; l'art nous millésime.

prévenir les maux, et nous prescrit tous les remèdes de précautions.

Les Turcs, qui suivent le fatalisme, périssent par millier dans les temps de peste ; tandis que les Francs, établis au milieu d'eux, se garantissent des effets funestes de la contagion.

On dira encore que beaucoup d'individus vaccinés ont eu la varioloïde , que quelques-uns en sont morts , que d'autres ont eu la vraie petite vérole ; mais aussi est-il bien assuré que la vaccine fût bonne ? l'avait-on bien suivie ; et même cela étant combien en citerait-on ? Un sur mille ; puisqu'il n'est pas sans exemple que des sujets , je le repète , aient eu deux fois la petite vérole.

Au reste , si la vaccine nous préserve de la mort , ne fût-ce que pour un temps , **nous** nous ferions vacciner tous les six mois, il n'y a **rien** d'extraordinaire que quelques individus soient morts après avoir été vaccinés ; il a été calculé que sur 325 individus pris au hasard, il en mourra un par mois.

Tous les hommes sont sujets à la petite vérole , très-peu en sont exempts, peut-être même point , ou ils sont morts avant que la variole se soit développée.

J'ai connu une vieille demoiselle de 84 ans, qui eut la petite vérole à cet âge, et qui en réchappa. Actuellement madame Gautier , âgée de 70 ans , est attaquée de la petite vérole.

Les détracteurs de la vaccine disent encore, que la transmission du virus vaccin dans le sang peut être la semence d'autres maux ; on détruit facilement cette crainte en disant qu'il y aurait le même risque, lorsqu'on prendrait la petite vérole par contagion ; d'autre part, on détruit

cette crainte; puisque le Médecin est maître de choisir le sujet, rien ne l'empêche de prendre le vaccin
d'un enfant bien sain.

Avant l'heureuse découverte de la vaccine ne voyait-on
pas un trop grand nombre de personnes pleines d'hu-
meurs à la suite de la petite vérole; des personnes
aveugles, et mille maux fâcheux?

Dans cette circonstance critique d'épidémie varioli-
que, il y a eu peut-être quatre mille enfans et plus vaccinés; sur ce nombre on n'en citerait pas dix sur lesquels
la petite vérole a exercé son empire, malgré le temps
le plus dangereux pour vacciner, tels que l'infection
de l'air et la saison du développement de la chaleur.

Les effets et la marche de la vaccine se font sans
violence et lentement; une petite fièvre précède l'éruption qui est simple, bénigne, sans danger; on la donne
dans le temps le plus propice avec préparation ou sans
préparation. Au reste, tous les gouvernemens ont adop-
té la vaccine; les Rois ont fait vacciner l'héritier pré-
somptif de la couronne, les grands des états, le Médecin enfin son fils unique.

Honneur aux autorités administratives et ecclé-
siastiques, qui en cette occasion ont fait sortir le peuple
indolent de cette coupable apathie, l'ont éclairé sur
l'avantage de la vaccine, par l'évidence des faits, lequel en ayant reconnu l'utilité, a porté avec empresse-
ment ses enfans aux bureaux de vaccination, établis à
la portée de tous, où des Médecins en permanence,
vaccinaient gratuitement!

Rendu à l'évidence par le fait sous le point de la
religion, nous devons la regarder comme obligatoire;

la vie est un dépôt, à la conservation duquel nous sommes obligés, en conscience, de veiller; si ce dépôt court des risques de nous être enlevé par une maladie inévitable, nous devons employer le moyen qui nous met à l'abri d'en être surpris.

Viugt-sept ans d'expérience ont levé tous les doutes et rendu la méthode facile; il serait absurde de ne pas se rendre à l'évidence, quand il est prouvé que sur mille individus, un seul peut être atteint.

Prenez cent individus vaccinés, tout autant soumis à prendre la petite vérole naturelle; il ne mourra point des premiers; tandis qu'il est probable qu'il mourra dix ou quinze des derniers.

Présentons un tableau sensible en faveur de la vaccine : l'état civil de la mairie de Marseille donne cinq mille naissances par an. Supposons-en après vingt-ept ans (depuis la découverte jennérienne) la moitié de morts; somme des vivans, soixante-sept mille cinq cents; je suppose encore que de ce nombre quinze mille soient absens, dans ce moment présent, il reste donc cinquante-deux mille cinq cents individus présens; marchons de suppositions en suppositions : admettons quarante mille individus vaccinés et douze mille cinq cents de non-vaccinés; je suppose encore que sur le nombre de quarante mille individus supposés vaccinés, dans cette circonstance d'épidémie, cinq cents aient eu la varioloïde et cent la petite vérole. Cela détruirait-il que la vaccine n'est pas le préservatif? En supposant encore que ces quarante mille aient eu la vraie vaccine, il y en aurait donc trente-neuf mille cinq cents d'exempts d'une part, de la vario-

loïde ; et trente-neuf mille neuf cents d'autre part ;
exempts de la petite vérole. Approximativement combien de morts sur les cinq cents atteints de la varioloïde ? et combien de morts sur les cent. varioleux ? Je
suppose cinq morts des *varioloïdeux* et vingt des varioleux , somme de vingt-cinq sur quarante mille individus , supposés néanmoins ayant eu une belle et bonne
vaccine. L'heureuse observation ne donne pas un mort
sur cent *varioloïdeux* , et la fatale expérience en donne
seize à vingt sur cent attaqués de la petite vérole. Ainsi,
le virus vaccin est donc le préservatif de la petite vérole. Depuis trop long-tems la vaccine a été négligée à
Marseille ; il n'y a rien d'étonnant quand j'admets de
douze mille cinq cents enfans non-vaccinés , sur lesquels la petite vérole aurait exercé ses funestes effets ;
qu'il n'y ait eu ce nombre de mort dont j'ai déjà parlé.

On ne fit un pont à Neuilly , qu'après que Henri IV
eût couru risque de la vie en passant le bac.

On n'a élargi la rue de la Ferronnerie qu'après qu'il
y fut assassiné. Il en est ainsi, le peuple épouvauté a
porté en foule ses enfans aux bureaux de vaccination,
après une négligence impardonnable.

Administrateurs qui veillez à la sûreté des peuples, n'at-
tendez pas une nouvelle épidémie ; par des ordonnan-
ces, forcez le peuple indolent à la loi de la vaccination.
On prévient l'invasion de la peste, ce fléau terrible, par
des mesures sanitaires très-rigoureuses.

Prévenez une nouvelle invasion de la petite vérole
par des moyens rigoureux ; la société et le bien public
les réclament impérieusement ; qu'à l'âge le plus ten-
dre l'enfant y soit soumis dans les deux premiers mois

du printemps et les deux de l'automne; que celui qui,
échappé à cette mesure, sur lequel la petite vérole
se manifesterait, soit porté au Lazaret ainsi que tous
les parens qui l'environneraient, lesquels seraient soumis, outre la quarantaine, à une amende proportion-
née à leurs moyens.

Il serait urgent, comme moyen sanitaire, d'ordonner
des irrigations dans toute la ville dans le temps des
fortes chaleurs d'été (*) ; tenir les rues très-propres,
surtout dans les hauts quartiers ; éloigner le dépôt du
fumier déposé au nord de la ville, très-près de la
Maison d'arrêt, de la Caserne, de la Gendarmerie et
du quartier le plus populeux, où les familles sont
entassées dans un réduit sale, où l'épidémie a pris
naissance, et où toute autre épidémie peut de nouveau
établir son foyer, delà se répandre dans la ville comme
un torrent dévastateur, ainsi que l'invasion de l'épidémie de variole, car l'épidémie actuelle y a fait périr
la quatrième partie des non-vaccinés. J'ai posé quelques idées des causes qui ont aggravé la petite vérole
et l'ont rendue si meurtrière; premièrement le plus
grand nombre d'enfans non-vaccinés chez le bas peu-

(*) On a remarqué la diminution spontanée de la maladie et
de la mortalité, à la suite d'un grain de pluie survenue vers le 9
juillet.

Par suite, comme c'est d'ordinaire en Provence, quelques
jours de vent du nord, dit *mistral*, lequel en agitant la vague
de l'air le purifia et la température, alors élevée à 26 degrés,
baissa à 18 degrés. Cet état heureux ne fut que passager : les chaleurs reprirent, l'atmosphère s'enflamma de nouveau, la maladie
exaspéra, reprit son caractère inflammatoire, et la mont son
empire.

ple; la réunion de beaucoup de ces enfans dans la même famille, dans la même maison; la malpropreté, la mauvaise nourriture; exposés nuit et jour à l'intempérie des saisons, de la chaleur ardente du jour et de la fraîcheur trompeuse de la nuit; l'air empesté des quartiers populeux, malpropres, partie du haut de la ville où l'eau n'arrive pas, et où elle arrive, elle manque par la raison de la sécheresse. (Dans les villes, le peuple est aggloméré sur un point; l'expérience a démontré que la petite vérole y est plus mortelle qu'à la campagne.)

Au résumé, le peuple insouciant sur l'avenir avait oublié le moyen préservatif de la petite vérole, malgré les établissemens des comités de vaccinations gratuites et les affiches réitérées, de porter ses enfans aux lieux destinés de vaccinations; il était tout naturel que tôt ou tard la petite vérole, par un retour périodique bien observé, avant la découverte de la vaccine, qu'elle ne dépassait pas six ou sept ans, sans que l'invasion de la petite vérole se manifestât et ne fit alors d'affreux ravages, trouvant un aliment conséquent sur lequel elle exerçait son action et devenait plus ou moins dangereuse et meurtrière; la combinaison d'autres causes prochaines, dans cette circonstance, telles que l'excessive chaleur qui a commencé à l'époque de l'invasion de la maladie; ces grandes chaleurs ont augmenté progressivement l'épidémie, qui s'est développée de même, et a pris toujours un caractère plus exaspéré. Les vieux quartiers recevant l'émanation du miasme qui s'exale du dépôt de fumier qui les avoisine, des fabriques de tanneries et autres qui les environnent; d'autre part, le préjugé populaire de donner des stimulans aux varioleux, tels que du vin chaud avec de la canelle, café, liqueurs; et cet état d'abandon où la malpropreté de ces quartiers populeux, j'ose le dire, car je ne sais pas déguiser la vérité, est trop en évidence aux yeux du public (*).

Ne pas faire disparaître les agens de l'infection, cause première qui agrave la maladie, multiplie la mortalité. Que le dépôt de fumier, Boulevard-des-Dames, soit enlevé; que la propreté règne dans les rues; qu'on ne voie plus les tas de fumier stationner sur les places; que les rues soient arrosées d'eau propres; que les tanneries, amidonneries, fabriques de salaisons soient bien tenues en les désinfectant, par le chlore de Guyton-Morveau, non par le chlorure de chaux comme impuissant dans les grands locaux; toutes ces causes réunies ont puissamment contribué à donner à la petite vérole un tout autre caractère qu'elle a ordinairement.

Je laisse, à Messieurs les Médecins observateurs,

(*) Aux moyens hygiéniques, je dis qu'une partie des causes qui cette année ont donné plus de gravité à l'épidémie, les grandes chaleurs survenues au printems, la sécheresse pendant tout l'été, l'air altéré par l'émanation azotée, produite par les tas d'inmondices répandus partout; celui qui émane du Port lors du curage, et par les animaux flottans, les fruits, oranges, citrons qui le couvrent vers la palissade Sainte-Anne; l'exhalaison des fabriques qui environnent les vieux quartiers; l'aglomération du peuple dans un réduit de maisons la plupart infectées; le manque de linge, la mauvaise nourriture, des soins mal entendus, les fenêtres hermétiquement fermées, et le malade affublé de fortes couvertures, un régime incendiaire conseillé par une commère.

le soin de développer les différens caractères sous lesquels la maladie s'est présentée, soit sur les individus
qui avaient subi l'opération d'une vaccine complète
et sur ceux qui n'avaient pas été vaccinés.

Les mesures qui furent prises par la sage prévoyance
de nos Magistrats, ainsi que le zèle ardent de nos
Sociétés de médecine, des Médecins du dispensaire
dont le dévouement et les devoirs ne se sont point dé-
mentis en visitant les pauvres dans leurs chétives de-
meures infectées, où ils ont tout employé pour pal-
lier les progrès de l'épidémie par leur soins, leurs
sages conseils et une activité sans bornes.

Quelques varioleux se montrèrent isolément vers les
mois de février, mars et avril; jusqu'alors la maladie
ne fixa pas l'attention des autorités; c'est au mois de
mai que la maladie prit un caractère alarmant; dès-
lors une correspondance active s'établit entre M. le
comte de Villeneuve, Préfet, et M. Rabaud, premier
adjoint de la Mairie, en absence de M. le Marquis de
Montgrand, Maire de Marseille, avec les Sociétés
académique et royale de médecine, ainsi qu'avec le
Comité de salubrité, qui furent comme en permanence
pour connaître le caractère de la maladie, en arrêter
les progrès meurtriers, établir des bureaux de vaccinations gràtis. Mgr. l'Évêque ordonna aussi à MM. les
Curés des parroisses de l'annoncer au prône, comme
une mesure religieuse et obligatoire. Le peuple, négli-
geant jusqu'alors cette utile découverte, se porta en
foule aux bureaux de vaccinations.

Cependant la maladie faisait de rapides progrès;
les décès, d'après le relevé des registres de l'état civil

de la Mairie, furent dans les mois de mai de 204 ; juin 438 ; juillet 429 ; août 264 ; septembre 88 ; total 1423 décès. Je suppose pour les mois d'octobre, février, mars, et avril, époques qui n'avaient pas encore fixé l'attention des autorités, 125 morts varioleux pour ces quatre mois ; somme totale des morts de la maladie épidémique de variole 1548, sur six mille cinq cents individus supposés atteints de la variole.

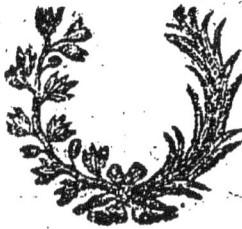

PROJET DE LOI

DE SALUBRITÉ,

OU ORDONNANCE SANITAIRE,

Contre l'Invasion de la Petite Vérole et pour l'entière Extirpation de cette Maladie.

Arr. Iᵉʳ. Il sera établi au printems et en automne des bureaux de vaccination dans tous les quartiers de la ville à la portée du peuple.

II. Tous les pères de famille seront obligés de faire vacciner leurs enfans parvenus à l'âge de trois mois et plus , sous les peines   pour les délinquans.

III. Tout enfant atteint de la petite vérole sera immédiatement porté au Lazaret , ainsi que la famille non-vaccinée qui sera soumise à l'opération de la vaccine jusqu'à parfaite guérison.

IV. Tout père de famille qui n'aura pas rempli la loi de la vaccination et dont l'enfant serait atteint de la petite vérole, qui , pour le soustraire à l'art. 3 , le garderait secrètement chez lui ; l'enfant et toute la famille y serait transportés, le père condamné à un an de Lazaret et à une amende de......

V. Messieurs les Médecins seront invités à faire leurs

dénoncés à l'officier public lors de leurs premières visite faites à un malade varioleux.

Par ces mesures on empêcherait la propagation de la petite vérole, ce fléau qui vient de désoler la ville et plusienrs communes du département.

VI. Les mêmes mesures sanitaires seront ordonnées dans le département lors de l'invasion de la variole ; les malades varioleux seront transportés dans une des salles de l'Hospice civil *adoc*, et servis par des infirmiers particuliers.

Plusieurs communes ont été ravagées par la variole à la même époque qu'à Marseille.

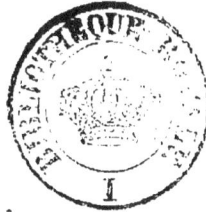

www.ingramcontent.com/pod-product-compliance
Lightning Source LLC
Chambersburg PA
CBHW060518200326
41520CB00017B/5090